BEI GRIN MACHT SICH IHR WISSEN BEZAHLT

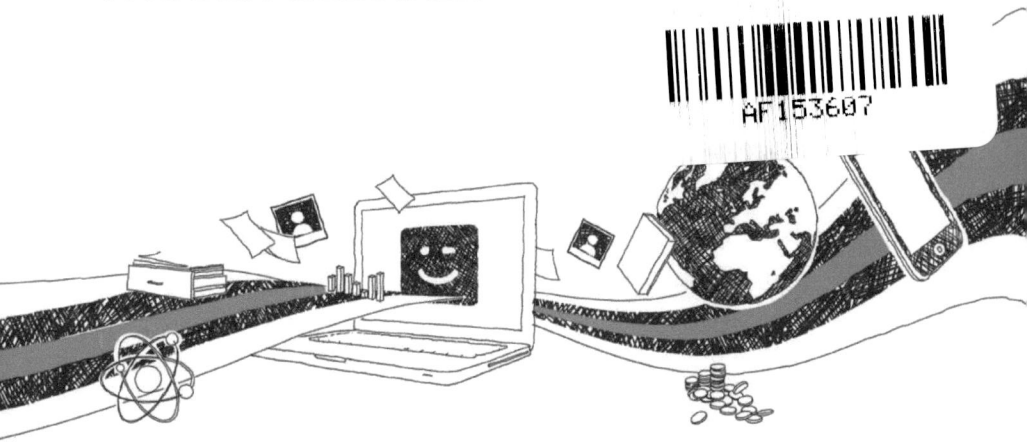

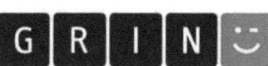

Inwieweit unterscheiden sich Ernährungsgewohnheiten abhängig vom Geschlecht?

GRIN

Bibliografische Information der Deutschen Nationalbibliothek:

Die Deutsche Nationalbibliothek verzeichnet diese Publikation in der Deutschen Nationalbibliografie; detaillierte bibliografische Daten sind im Internet über http://dnb.d-nb.de abrufbar.

ISBN: 9783346930569
Dieses Buch ist auch als E-Book erhältlich.

© GRIN Publishing GmbH
Trappentreustraße 1
80339 München

Alle Rechte vorbehalten

Druck und Bindung: Books on Demand GmbH, Norderstedt Germany
Gedruckt auf säurefreiem Papier aus verantwortungsvollen Quellen

Das vorliegende Werk wurde sorgfältig erarbeitet. Dennoch übernehmen Autoren und Verlag für die Richtigkeit von Angaben, Hinweisen, Links und Ratschlägen sowie eventuelle Druckfehler keine Haftung.

Das Buch bei GRIN: https://www.grin.com/document/1389310

FOM Hochschule für Ökonomie & Management

Hochschulzentrum München

Berufsbegleitender Studiengang zum Bachelor of Arts

Business Administration

2. Semester

Seminararbeit im Modul

„Wissenschaftliche Methoden – Quantitative Datenanalyse"

Über das Thema:

Inwieweit unterscheiden sich Ernährungsgewohnheiten

abhängig vom Geschlecht?

Abgabetermin: 31.08.2021

Inhaltsverzeichnis

I. Abkürzungsverzeichnis

Ifes	Institut für Empirie und Statistik
H_0	Nullhypothese
H_1	Alternativhypothese
KI	Konfidenzintervall

II.   Abbildungsverzeichnis

III.   Tabellenverzeichnis

1. Einleitung

Zu Beginn soll in das Thema eingeführt und die zentrale Fragestellung und der Aufbau der Arbeit dargestellt werden.

1.1. Begründung & Relevanz des Themas

Ernährung ist schon lange kein Mittel zum Zweck mehr. Der Wertewandel hat umfangreiche Ernährungstrends wie Veganismus oder den Verzicht auf andere bestimmte Produktgruppen, den Konsum von Superfoods oder neue Diätformen wie die Keto-Diet zur Folge. Die Anforderungen und Bedürfnisse der Konsumenten verändern fortlaufend die Marktstruktur. Sämtliche Forschungsergebnisse deuten grundsätzlich darauf hin, dass gesunde Ernährung einen immer höheren Stellenwert einnimmt und Ernährung allgemein zunehmend zu einem Instrument der Selbstverwirklichung wird (Bandholz Gioia, 2019, S. 10).

1.2. Ziel der Arbeit & Zentrale Fragestellung

Die Ernährungsgewohnheiten werden von vielen Umständen beeinflusst. Ziel dieser Seminararbeit ist es herauszufinden, welchen Einfluss das Geschlecht dabei hat. Daher ergibt sich die Forschungsfrage: „Inwieweit unterscheiden sich Ernährungsgewohnheiten abhängig vom Geschlecht?"

1.3. Aufbau der Arbeit

Es wird mit einer explorativen Datenanalyse begonnen, die zur Untersuchung des ausgewählten Rohdatensatzes und den enthaltenen Variablen dient. Es wird darauf eingegangen wie die Variablen verändert werden und welche für die Beantwortung der Forschungsfrage relevant sind. In einem zweiten Teil, der induktiven Analyse, werden 3 Hypothesen aufgestellt und diese getestet. Die Ergebnisse werden anschließend zu einem Gesamtergebnis zusammengetragen und das methodische Vorgehen kritisch kommentiert.

2. Datensatz – Explorative Datenanalyse

Der vorliegende Datensatz des Instituts für Empirie und Statistik (ifes) entstand im Rahmen der im Jahr 2020 durchgeführten Sommerumfrage. Studierende der FOM Hochschule führten Befragungen durch und sammelten so Daten von verschiedenen Standorten. Der Rohdatensatz enthält die Daten der Städte Berlin, Essen, Hamburg und München und umfasst 4048 Beobachtungen.

2.1. Rohdatensatz „Data"

In der explorativen Datenanalyse wird ein Überblick über den Datensatz geschaffen. Es liegen die vier Excel Tabellen der einzelnen Standorte zugrunde. Vorab wurden die Variablen „Sex" und „Age" präpariert, um in R anschließend eine bessere Analyse durchführen zu können. Insgesamt gab es 14 Beobachtungen von Personen diversen Geschlechts. Diese wurden entfernt, da mit so einem geringen Umfang keine aussagekräftigen Behauptungen für diese Kategorie getroffen werden könnten. Zusätzlich wurde das angegebene Alter klassifiziert. Es wurden Angaben von 12 bis 97 Jahren gemacht, die dem vorgegebenen Quotenplan des ifes entsprechen. Zur Übersichtlichkeit wurden Altersklassen erstellt, die in Tabelle 1 dargestellt werden.

Tabelle 1: Modifizierung der Variable "Age"

angegebene Werte	eingeteilte Klasse
12-25	20
26-35	30
36-45	40
46-55	50
56-65	60
66-75	70
76-85	80
86-97	90

Quelle: Eigene Darstellung

Nach der Präparation der Variablen wurden die Daten in R eingelesen und der Rohdatensatz „Data" erstellt. Dieser enthält 4048 Beobachtungen und 130 Variablen. Die Angaben stammen von 1977 Männer und 2064 Frauen, während 7 keine Auskunft über ihr Geschlecht gaben. Das Durchschnittalter beträgt 46,16 Jahre, 9 Personen gaben ihr Alter nicht an.

Der Rohdatensatz wird nun weiter auf die Durchführung der Hypothesentests vorbereitet. Die relevanten Variablen werden umbenannt und umgewandelt, die NA's und Ausreißer entfernt. Die Variable „Sex" wird zu einem Faktor umgewandelt und unterscheidet die beiden Geschlechter nun mit „male" und „fem". „Diet" wird ebenfalls zu einem Faktor umgewandelt und unterscheidet die Ernährungsarten mit „vegan", „veget" (=vegetarisch) und „all" (=keine Einschränkungen). Die Variablen „Age" und „SpendDiet" werden zu numerischen Variablen umgewandelt. Im letzten Schritt wird der Subdatensatz „Sub" erstellt, der nur noch die 5 relevanten Variablen enthält, welche in Tabelle 4 dargestellt werden.

Tabelle 2: Vorbereitung des Datensatzes

Datensatz	Modifizierung	Beobachtungen
Data		4048
Data1	Umbenennen der Variablen	4048
Data2	Umwandeln der Variablen	4048
Data3	Entfernen der NA's	2378
Data4	Entfernen der Ausreißer	2274
Sub	Reduzierung auf relevante Variablen	2274

Quelle: Eigene Darstellung

Tabelle 3: Darstellung der relevanten Variablen

Variable	Bedeutung	Typ	Skalenniveau
Sex	Unterscheidung Frau und Mann	Faktor	kategorial, diskret, nominalskaliert
Age	Angabe der Altersgruppe	numerisch	metrisch, stetig, verhältnisskaliert
Diet	Ernährungsart (vegan, vegetarisch oder alles)	Faktor	kategorial, diskret, nominalskaliert
Spend-Diet	monatliche durchschnittliche Ausgaben für Ernährung	numerisch	metrisch, stetig, verhältnisskaliert
FruitVeg	Häufigkeit des Konsums von Obst und Gemüse	integer	kategorial, diskret, ordinalskaliert

Quelle: Eigene Darstellung

2.2. Sub-Datensatz „Sub"

Der Subdatensatz „Sub" enthält 2337 Beobachtungen und 5 Variablen. Er beruht auf den Daten von 1153 männlichen und 1121 weiblichen Befragten mit einem Durchschnittsalter von 41,44 Jahren. Auf die einzelnen Variablen und ihre Zusammenhänge soll nun verstärkt eingegangen werden.

Die Altersstruktur wird in der Tabelle 4 sowie der Abbildung 1 genauer betrachtet. Sie weist keine deutlichen Unterschiede zwischen den beiden Geschlechtern auf. Das Durchschnittsalter der Männer (42,13 Jahre) ist nur leicht höher als das der Frauen (40,72 Jahre).

Tabelle 4: Favstats der Variable „Age"

Variable	Mini-mum	Q1	Median	Q3	Maxi-mum	Mittelwert	Standard-Abweichung	Stichproben-Umfang
Age	20	30	50	60	90	41,44	15,32	2274

Quelle: Eigene Berechnung

Abbildung 1: Violinplott der Variablen „Age" ~ „Sex"

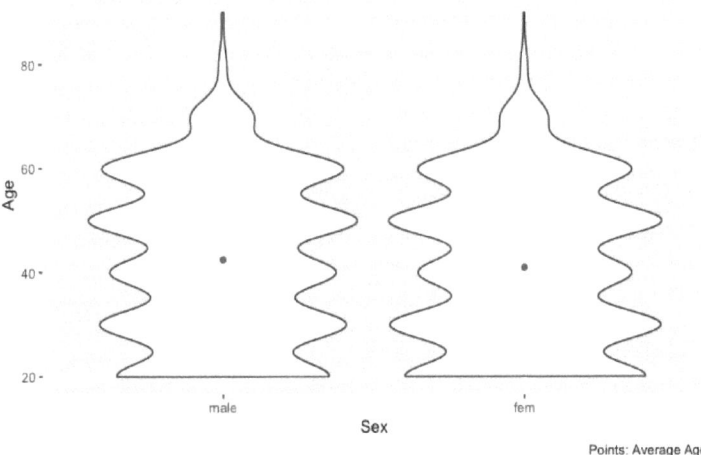

Points: Average Age

Quelle: Eigene Darstellung

Den Anteil an Veganern und Vegetariern bei den Befragten stellt die Abbildung 2 dar. Die eindeutige Mehrheit beschränkt sich bei ihren Essgewohnheiten nicht. Auffällig ist der Geschlechterunterschied bei den Veganern. Während nur 8,33% der Männer auf tierische Produkte verzichten, ernähren sich sogar 19,98% der weiblichen Teilnehmer vegan. Die vegetarische Ernährung ist bei beiden Geschlechtern am wenigsten vertreten. Die Tabelle 5 gibt einen Überblick der genauen Verteilung.

Abbildung 2: Bargraph der Variablen „Diet" ~ „Sex"

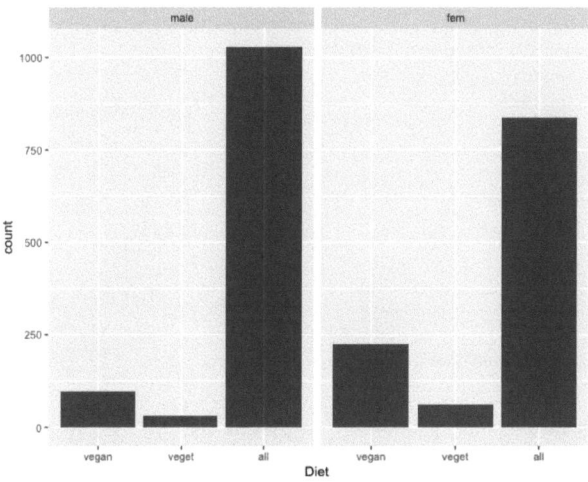

Quelle: Eigene Darstellung

Tabelle 5: Tally der Variablen „Diet" ~ „Sex"

	Sex	
Diet	male	fem
vegan	8,33%	19,98%
veget	2,52%	5,35%
all	89,15%	74,67%

Quelle: Eigene Darstellung

Die Variable "SpendDiet" beschreibt die durchschnittlichen monatlichen Ausgaben, welche die Teilnehmer für Ernährung ausgeben. Es wurden Werte von 0€ bis 10.000€ angegeben. Die Abbildung 3 verdeutlicht, dass einige Ausreißer vorhanden sind, welche im Subdatensatz entfernt wurden, sodass nur Werte von 0€ bis 600€ berücksichtigt werden.

Abbildung 3: Boxplot der Variable „SpendDiet" mit Ausreißer

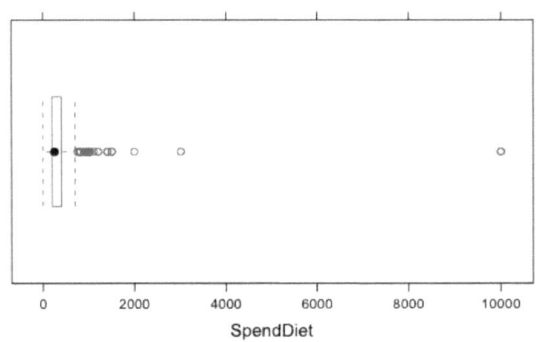

Quelle: Eigene Darstellung

Abbildung 4: Boxplot der Variable "SpendDiet" ohne Ausreißer

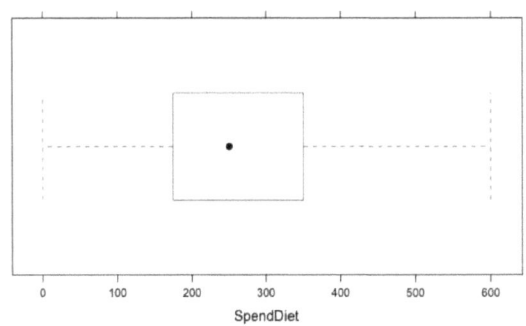

Quelle: Eigene Darstellung

Tabelle 6: Ausreißer der Variable "SpendDiet"

Variable	entfernte Ausreißer	dadurch entfernte Beobachtungen
SpendDiet	Werte > 600	104

Quelle: Eigene Berechnung

Tabelle 7: Favstats der Variable "SpendDiet"

Variable	Mini-mum	Q1	Median	Q3	Maxi-mum	Mittel-wert	Standard-Abweichung	Stichproben-Umfang
SpendDiet	0	175	250	350	600	267,26	138,31	2274

Quelle: Eigene Berechnung

Die Abbildung 5 stellt die Ausgaben für Ernährung pro Altersgruppe dar, wobei auffällt, dass die Befragten im Alter von 12 bis 25 am häufigsten kein oder wenig Geld für Ernährung ausgeben. 66,67% der Angaben beim Wert 0 stammen von dieser Altersgruppe. Die höchsten Ausgaben haben die Altersgruppen 40 bis 60, die zusammen 77,63% der Angaben beim Wert 600 ausmachen. Ein Korrelationstest bestätigt einen schwachen positiven Zusammenhang zwischen den Ausgaben und dem Alter mit einem Korrelationskoeffizienten von 0,2820. Die Nullhypothese „Es besteht keine Korrelation zwischen den Variablen „SpendDiet" und „Alter"" kann mit einem p-value von <2.2e-16 abgelehnt werden.

Abbildung 5: Streudiagramm der Variablen „SpendDiet" ~ „Age"

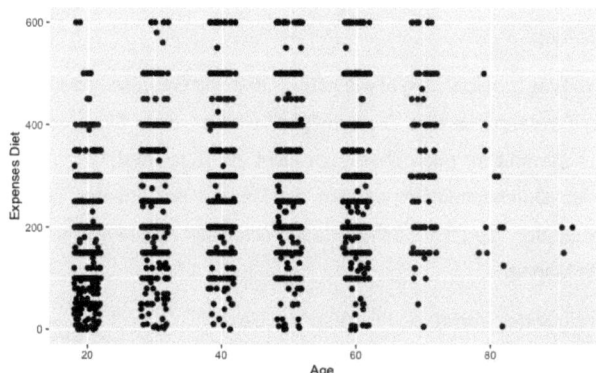

Quelle: Eigene Darstellung

Tabelle 8: Ergebnis des cor.test

cor.test	
p-value	< 2,2e-16
Korrelationskoeffizient	0,2820

Quelle: Eigene Berechnung

In der Abbildung 6 werden die Unterschiede der Ausgaben nach Geschlecht aufgezeigt. Grundsätzlich geben Männer etwas mehr Geld für Ernährung aus als Frauen, der männliche Durchschnitt liegt bei 278,01€, der weibliche bei nur 256,20€.

Abbildung 6: Boxplot der Variablen „SpendDiet" ~ „Sex"

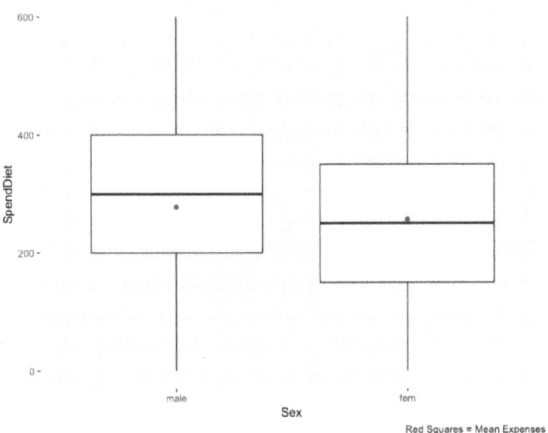

Quelle: Eigene Darstellung

Die letzte Variable „FruitVeg", welche angibt wie häufig Obst und Gemüse konsumiert wird, wird in der Abbildung 7 veranschaulicht. Die Häufigkeit wird an einer Skala von 0 bis 10 gemessen, wobei 0 = „kommt für mich überhaupt nicht in Frage" und 10 = „mache ich bereits regelmäßig" ist. Durchschnittlich wählten die Männer am ehesten den Wert 5 (15,26%) und die Frauen den Wert 8 (18,38%). Frauen essen der Abbildung nach häufiger Obst und Gemüse als Männer.

Abbildung 7: Mosaicplot der Variable „FruitVeg" ~ „Sex"

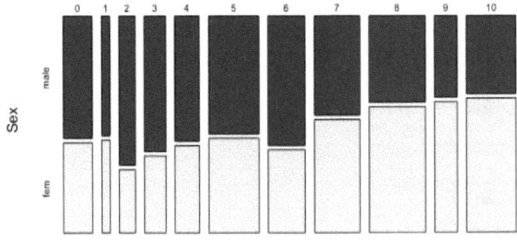

Quelle: Eigene Darstellung

3. Induktive Analyse & Interpretation der Ergebnisse

Bei der induktiven Analyse geht es um die Beantwortung der Forschungsfrage. Die folgenden 3 Hypothesen ließen sich anhand des Datensatzes des Instituts für Empirie und Statistik im Jahr 2020 aufstellen und werden nun mit einem Signifikanzniveau von α = 5% getestet.

Forschungsfrage: „Inwieweit unterscheidet sich das Verhalten im Bereich Ernährung abhängig vom Geschlecht?"

H1$_1$: „Es besteht ein signifikanter Zusammenhang zwischen Ernährungsart und Geschlecht"

H1$_2$: „Das Geschlecht wirkt sich auf den Zusammenhang Ausgaben für Ernährung und Alter aus"

H1$_3$: „Es besteht ein Zusammenhang zwischen der Häufigkeit des Konsums von Obst und Gemüse und dem Geschlecht"

3.1. Hypothese 1

H1$_1$ behauptet, dass es einen signifikanten Zusammenhang zwischen der Ernährungsart und dem Geschlecht gibt. Es wird ein chi^2 Test durchgeführt, um die (Un)abhängigkeit der beiden Variablen zu überprüfen. Die Ergebnisse werden in Tabelle 9 aufgeführt.

Aufgrund des großen chi^2 Wertes und dem kleinen p-value, wird die H0$_1$ abgelehnt. Eine Aussage über die Stärke der Abhängigkeit der Variablen kann hier nicht getroffen werden, lediglich dass ein Zusammenhang besteht. Die Ernährungsart der Frauen unterscheidet sich also von der Ernährungsart der Männer.

Tabelle 9: Ergebnis des chi^2 Tests

Test	p-value	Test-Entscheidung	
		H0 verwerfen	H0 nicht verwerfen
chi^2	< 2,2e-16	x	

Quelle: Eigene Berechnung

3.2. Hypothese 2

Die zweite Hypothese wird mit einer multiplen linearen Regression mit dem Modell „Spend-Diet = β0 + β1 * Age + β2 * Sex + β3 * Age:Sex" getestet. Es wird geprüft, ob das Geschlecht eine Auswirkung auf den Zusammenhang zwischen den Ausgaben für Ernährung und dem Alter hat. Der Tabelle 10 sind die Ergebnisse zu entnehmen. Der Intercept von

173,92€ stellt die mittleren Ausgaben der männlichen Befragten für Ernährung dar. Frauen geben dabei 22,36€ weniger aus. Der Korrelationstest der Variablen „SpendDiet" und „Age" sagte bereits aus, dass eine Abhängigkeit besteht, welche die lineare Regression bestätigt. Männer geben mit jedem weiteren Jahr 2,47€ mehr für ihre Ernährung aus. Der Wert von R^2 ist relativ klein und weist damit auf eine geringe Modellgüte der linearen Regression hin.

Tabelle 10: Ergebnis der linearen Regression

Coefficients	Estimate	Pr-value
Intercept	173,92	< 2,2e-16
Age	2,47	< 2,2e-16
Sexfem	-22,36	0,163
Age:Sexfem	0,10	0,785
p-value	< 2,2e-16	
R-squared	0,084	

Quelle: Eigene Berechnung

Abbildung 8: Regressionsgerade

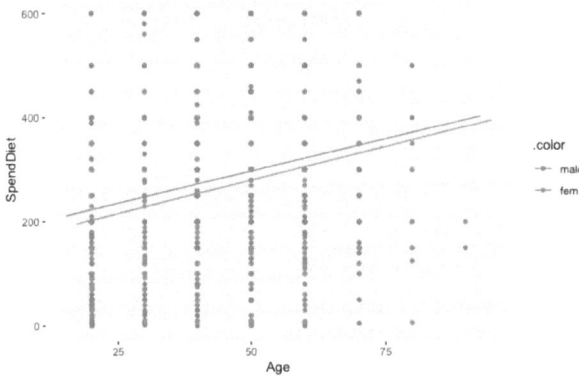

Quelle: Eigene Darstellung

Im Folgenden werden die Voraussetzungen der linearen Regression untersucht. Dabei werden die Residuen auf Normalverteilung und Homo-Skedastizität kontrolliert. Die Normalverteilung wird mit einem qq-plot, einem Histogramm und anschließend mit dem Shapiro-Test getestet. Die Graphiken sowie die Ergebnisse des Shapiro-Tests zeigen, dass keine Normalverteilung gegeben ist, da die H0 des Shapiro-Tests aufgrund des niedrigen p-values abgelehnt werden muss. Der qq-plot weist einzelne Ausreißer an beiden Enden auf und das Histogramm zeigt ebenfalls keine einheitliche Form der Normalverteilung. Die Homoskedastizität wird anhand eines Streudiagramms überprüft. Die Abbildung 11 zeigt einen leichten Trichter, somit ist ebenfalls keine zufriedenstellende identische Verteilung der Residuen gegeben.

Abbildung 9: qq-plot der Residuen

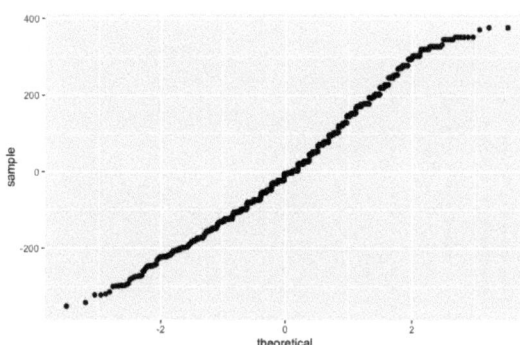

Quelle: Eigene Darstellung

Abbildung 10: Histogramm der Residuen

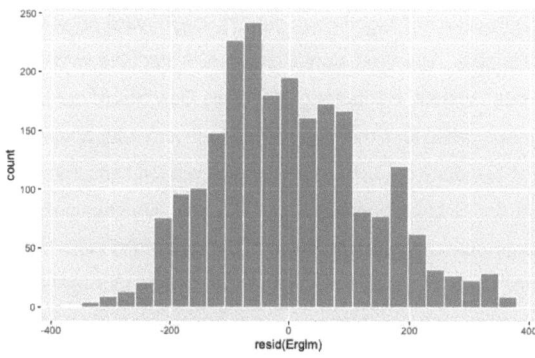

Quelle: Eigene Darstellung

Tabelle 11: Ergebnis des Shapiro-Tests

Service-Test	p-value	Test-Entscheidung	
		H0 verwerfen	H0 nicht verwerfen
Shapiro	1,69E-13	x	

Quelle: Eigene Berechnung

Abbildung 11: Streudiagramm der Residuen

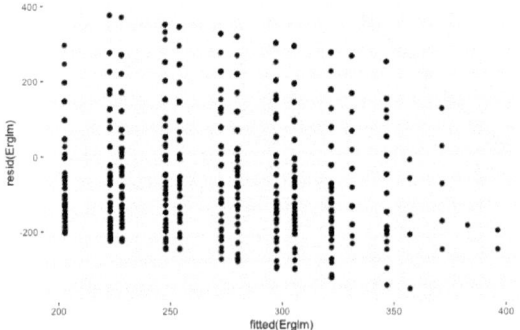

Quelle: Eigene Darstellung

Obwohl die Ergebnisse aufgrund der nichtgegebenen Voraussetzungen verfälscht sein können, wird die lineare Regression auf Signifikanz geprüft. Dabei wird getestet, ob der Steigungsunterschied der Variable „Age:Sex" signifikant ist. Die Variable wird permutiert und 10.000x ein lineares Modell erstellt. H0 lautet dabei: „Das Geschlecht hat keine Auswirkung darauf, wie sehr die Ausgaben für Ernährung mit steigendem Alter ansteigen" (H0: $\beta 3=0$, H1: $\beta 3 \neq 0$). Die Ergebnisse der Permutation lassen sich wie folgt zusammenfassen: H0 wird nicht abgelehnt, da der Stichprobenwert von 0,0178 im Konfidenzintervall liegt und der p-value über dem Signifikanzniveau von 5% liegt. Schlussendlich wird damit auch die $H0_2$ „Das Geschlecht wirkt sich auf den Zusammenhang Ausgaben für Ernährung und Alter aus" aufgrund der fehlenden Voraussetzungen der linearen Regression und der Ergebnisse des Permutationstest nicht abgelehnt.

13

Abbildung 12: Histogramm

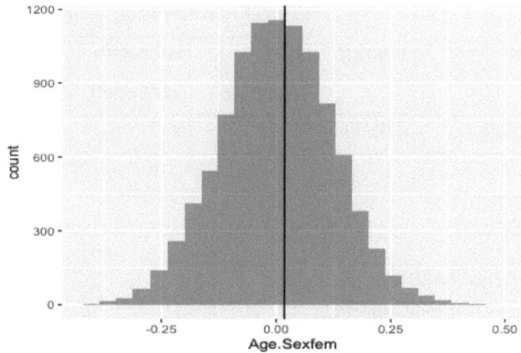

Quelle: Eigene Darstellung

Tabelle 12: Ergebnis Permutation

	values
unteres KI	-0,2367
oberes KI	0,2382
Stichprobe	0,0178
p-value	0,8861
Aussage	H0 beibehalten

Quelle: Eigene Darstellung

3.3. Hypothese 3

In der letzten Hypothese wird auf einen Zusammenhang zwischen der Häufigkeit des Konsums von Obst und Gemüse und dem Geschlecht getestet. Ob dafür ein T-Test oder Welch-Test herangezogen wird, bestimmt vorab der Bartlett Test. Dieser gibt an, ob eine Homo- oder Heterogenität der Varianzen gegeben ist. Mit einem p-value von 0,9989 kann die Nullhypothese „Die Varianzen sind homogen verteilt" nicht abgelehnt werden, daher wird sich für einen T-Test entschieden. Aus den Ergebnissen dieses Tests lässt sich ableiten, dass die Häufigkeit Obst und Gemüse zu konsumieren vom Geschlecht anhängig ist. Dies stimmt mit der Vermutung, dass Frauen öfters Obst und Gemüse konsumieren als Männer, die in der explorativen Datenanaylse getroffen wurde, überein.

Tabelle 13: Ergebnis des Bartlett-Tests

Bedingung / Voraus-setzung	Test	p-value	Test-Entscheidung	
			H0 verwerfen	H0 nicht verwerfen
Varianz-Homogenität	Bartlett	0,9989		x

Quelle: Eigene Berechnung

Tabelle 14: Ergebnis des T-Tests

Test	p-value	Test-Entscheidung	
		H0 verwerfen	H0 nicht verwerfen
T-Test	2,583e-16	x	

Quelle: Eigene Berechnung

4. Schlussfolgerung

Die zentrale Forschungsfrage dieser Seminararbeit lautet: „Inwieweit unterscheidet sich das Verhalten im Bereich Ernährung abhängig vom Geschlecht?". Zum Schluss sollen die Ergebnisse der Hypothesentests noch einmal zusammengefasst werden und die angewandte Methodik kritisch reflektiert werden.

4.1. Fazit & Diskussion

Die erste Hypothese hinterfragte die Abhängigkeiten der Variablen „Diet" und „Sex", also ob Frauen eine andere Ernährungsart wählen als Männer. Die Nullhypothese konnte hierbei abgelehnt werden. Als zweites wurde eine multiple lineare Regression mit anschließendem Permutationstest durchgeführt. $H0_2$ musste beibehalten werden, was bedeutet, dass das Geschlecht keinen Einfluss auf den Zusammenhang zwischen Ausgaben für Ernährung („SpendDiet") und Alter („Age") hat. $H0_3$ besagt, dass die Häufigkeit des Konsums von Obst und Gemüse („FruitVeg") zwischen den Geschlechtern nicht variiert. Diese Nullhypothese konnte ebenfalls abgelehnt werden. Eine Antwort auf die Forschungsfrage lässt sich also folgendermaßen formulieren: Es bestehen geschlechterspezifische Unterschiede beim Verhalten im Bereich Ernährung. Diese machen sich bei der Ernährungsart und dem Konsum von Obst und Gemüse bemerkbar. Frauen verzichten öfter auf tierische Produkte und konsumieren zusätzlich mehr Obst und Gemüse als Männer. Das Ergebnis ist nicht sonderlich verwunderlich da mit einer veganen Ernährungsweise der Konsum von Obst und Gemüse potenziell ansteigt und knapp 20% der weiblichen Befragten Veganer sind. Bei den Männern schränken sich knapp 90% gar nicht in ihrer Ernährung ein und konsumieren daher wohl auch weniger Obst und Gemüse.

4.2. Kritische Würdigung des Vorgehens

Bei der vorliegenden Analyse muss auf ein paar kritische Punkte hingewiesen werden. Bei der multiplen linearen Regression ist weder die Voraussetzung der Normalverteilung noch die der Homo-Skedastizität gegeben. Der R^2 Wert liegt bei 0,084, weshalb das Modell nur 8,4% der Variationen darstellt. Die Ergebnisse der linearen Regression sind also nicht sehr aussagekräftig. Außerdem wurden vorab die Ausreißer der Variable „SpendDiet" entfernt, die betrachtete Wertespanne reduzierte sich dabei von 0-10.000€ auf 0-600€. Wären die 104 Beobachtungen beibehalten worden, wären die Ergebnisse anders ausgefallen. Zusätzlich hätte ein eventuell eindeutigeres Ergebnis ermitteln werden können, wenn die Variable „SpendDiet" in eine logarithmische Form umgewandelt worden wäre.

Grundsätzlich könnte man noch weitere Daten aus der Sommerumfrage verwerten, um eine umfänglichere und aussagekräftigere Antwort auf die Forschungsfrage zu geben. Der Fragebogen ist noch weiter auf die Einstellung zum Thema „Konsum von Produkten tierischen Ursprungs" eingegangen. Zusätzlich wurde die Häufigkeit des Konsums von beispielsweise regionalen oder saisonalen Produkten abgefragt, welche ebenfalls interessante Hypothesen ergeben hätten. Es würde sich also anbieten die bisherige Studie um weitere Variablen und Hypothesen aus dem gegeben Datensatz zu erweitern und somit zu präziseren Ergebnissen zu gelangen.

Quellen-Verzeichnis

Bandholz, Gioia: "Einfluss von aktuellen Ernährungstrends und dem Konsumverhalten der Generation Y auf Unternehmen der Lebensmittelindustrie", 2019, Berlin: HWR

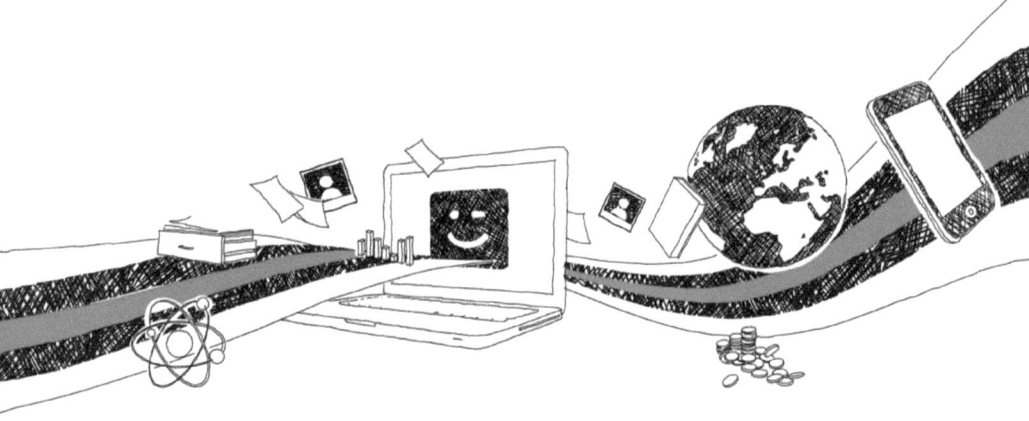
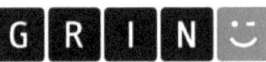